CBD oder Cannabidiol

*CBD & Cannabis als Medizin:
Ein wesentlicher Leitfaden
zu Cannabinoiden und
Medizinischem Marihuana*

Aaron Hammond

Aaron Hammond

Version 2.2

Herausgegeben von HMPL Publishing bei KDP

Eine persönliche
Anmerkung des Autors

Ich bin schon lange Teil der Cannabis-Szene und kenne die medizinischen Vorteile von Marihuana. Deshalb war es für mich mehr als ein Vergnügen, dieses Buch zu schreiben. Der Gebrauch von Cannabis ist angestiegen und mit der zunehmenden Menge an positiven Ergebnissen in Studien über Cannabinoide ergriff ich die Gelegenheit, mit Ihnen diese Informationen über CBD und andere Cannabinoide zu teilen.

Ich werde Ihnen die Grundlagen darüber vermitteln, was genau diese Cannabinoide in unserem Körper und Gehirn bewirken, wie das für uns von Nutzen sein kann und wie genau diese Medizin der Zukunft mit enormem Wert aussieht. Ich selbst bin mittlerweile seit mehr als 10 Jahren ein Freizeitnutzer von Cannabis; ich habe Probleme mit meinem Rücken und letztes Jahr erlebte ich persönlich die wunderbare schmerzlindernde Wirkung von CBD.

Um Ihnen die bestmöglichen Informationen bereitzustellen, habe ich dieses Buch so unvoreingenommen, objektiv und informativ wie möglich geschrieben. Es fiel mir schwer, es aufgrund so vieler positiver Ergebnisse und medizinischer Vorteile überall in den Medien nicht als Wundermittel zu „verkaufen".

Ich hoffe, dass CBD und medizinisches Marihuana in Zukunft unsere Herangehensweise an Probleme in der medizinischen Welt verändern werden. Die Legalisierung ist dabei der Schlüssel und wird immer mehr Menschen die Möglichkeit geben, von medizinischem Marihuana zu profitieren.

Mit besten Grüßen,

Aaron Hammond

Inhaltsverzeichnis

CBD – Eine kurze Einführung

CBD steht für Cannabidiol. Es ist ein Stoff, der in Cannabis- und Hanfpflanzen vorkommt. Bis vor kurzem stand CBD nicht so im Rampenlicht wie sein Gegenstück THC, das auch in der Cannabispflanze vorkommt. Jetzt, da neuerdings immer mehr Forschungsarbeiten über CBD und seine Rolle zusammen mit THC ans Licht kommen, kommt es jedoch zu einer erneuerten Aufmerksamkeit und einer Wende bei der hartnäckigen Stigmatisierung des Cannabiskonsums.

Währenddessen wurde Marihuana, eine Schedule-I-Droge, nur von einem freizeitkonsumierenden Standpunkt aus betrachtet und wurde dafür als illegal erachtet. Erst vor kurzem haben einige Staaten in den Vereinigten Staaten damit begonnen, Marihuana sowohl für medizinische Zwecke als auch für den Freizeitgebrauch zu legalisieren.

Die Wende kann nicht nur in den USA beobachtet werden. Auch Großbritannien hat mit der Mobilisierung begonnen und arbeitet Pläne aus, die Legalisierung von Cannabis für medizinische

Zwecke zu überprüfen. Kanada ist bereits voll dabei. Es gibt auch positive Neuigkeiten aus europäischen Ländern. So ist es in den Niederlanden und Spanien jetzt schon seit einiger Zeit legal.

Wenn wir den Rechtsrahmen um Marihuana ansprechen, dann beginnen wir zu verstehen, dass es größere Themen gibt, die verstanden und kategorisiert werden müssen, um eine faire und förderliche Sichtweise zu dieser Thematik zu entwickeln. In diesem Streben müssen wir uns über die Natur von CBD und THC klar werden. Dann müssen wir verstehen, wie sich beide Stoffe zusammen und wie sie sich isoliert auf den Körper und das Gehirn auswirken.Wir gehen darauf ein, während wir uns durch dieses Buch bewegen.

* * *

Wichtiger medizinischer Haftungsausschluss

(Bitte lesen: CBD und/oder THC zusammen oder einzeln können Nebenwirkungen hervorrufen, wenn sie zusammen mit anderen Verbindungen, Medikamenten und Stoffen eingenommen werden. Holen Sie sich bitte professionellen Rat!)

Viele Menschen entschließen sich dazu, sich selbst zu behandeln, was bis zu einem gewissen Grad okay ist. Allerdings kann und wird in vielen Fällen ein Stoff mit einem anderen reagieren. Manchmal kann diese Reaktion positiv sein, aber das ist selten der Fall. In den meisten Fällen treten zwischen Stoffen Gegenanzeigen auf und führen bei Patienten zu adversen Effekten.

Wenn Sie Patient sind, der unter Epilepsie, Krebs, COPD oder einer anderen ernsten Erkrankung oder Zustand leiden, bei dem CBD und THC großes medizinisches Potential haben könnte, sollten Sie das mit Ihrem Arzt besprechen, um zu erfahren, inwieweit CBD zu Wechselwirkungen mit Ihren derzeitigen Medikamenten führt.

Cannabidiol Gegenanzeigen

Wenn ein Patient pharmazeutische Medikamente zu sich nimmt, müssen diese von seinem Körper verstoffwechselt werden und das erfolgt über die Leber. Mehr als 50 % einer Verbindung, die von der Leber verstoffwechselt wird, erfolgt durch das Enzym Cytochrom P450. Wenn ein Patient CBD einnimmt, dann hemmt das CBD das Enzym Cytochrom P450, was die Fähigkeit des Körpers blockiert, die anderen Medikamente effektiv zu verstoffwechseln.

Hier ist eine Liste der häufigsten Medikamente, die auf diese Art beeinträchtigt werden. Diese Medikamente sind dafür bekannt, von Cytochrom P450 verstoffwechselt zu werden:

- Steroide

- HMG-CoA-Reduktasehemmer

- Kalziumkanalblocker

- Antihistaminika

- Prokinetika

- antivirale HIV-Medikamente

- Immunmodulatoren

- Benzodiazepine

- Antiarrhythmika

- Antibiotika

- Narkosemittel

- Antipsychotika

- Antidepressiva

- Antiepileptika

- Betablocker

- Protonenpumpenhem-
mer

- Angiotensin-II-Rezep-
tor-Blocker

- Nichtsteroidale Anti-
rheumatika

- Orale Antidiabetika

- Sulfonylharnstoffe

Bitte haben Sie Verständnis, dass diese Liste nicht vollständig ist, aber wir haben das aufgeführt, was bis jetzt bekannt ist. Außerdem können Personen unterschiedlich reagieren und manche haben vielleicht nicht die Reaktionen, die andere haben. Deshalb sollten Sie sich von Ihrem Arzt beraten lassen, wenn Sie Cannabidiol in Betracht ziehen oder das Gefühl haben, dass die Cytochrom-P450-Funktion reduziert ist.

Ein wichtiges Thema, dem sich Befürworter und potentielle Nutzer von CBD gegenübersehen, ist das negative Stigma gegenüber dem CBD- oder Cannabis-Gebrauch, das den professionellen medizinischen Rat beschmutzen kann.

In diesem Buch werden Sie Extraktionsmethoden finden. Sie können diese als Leitfaden benutzen, holen Sie sich aber ärztlichen Rat, wenn Sie ernsthafte gesundheitliche Bedenken haben. Mit Hilfe der angewendeten Methoden erhält man unterschiedlich stark konzentrierte Konzentrationen; selbst eine geringe Abweichung kann sich

darauf und daher auch auf die Dosen, die Sie einnehmen, auswirken. Es kann nicht genug darauf
hingewiesen werden, dass Sie einen unvoreinge-
nommenen Fachmann finden müssen, damit Sie
aus den Informationen, die Sie in diesem Buch erhalten, die besten Ergebnisse erzielen.

Der Sinn dieses Buches ist es, leicht verständli-
che Informationen zur Verfügung zu stellen. Es
ist kein Fachblatt, auch wurde es keiner rigoros-
en Begutachtung unterzogen. Es ist aber eine sehr
sorgfältig recherchierte Sammlung von Informationen und Methoden, die danach strebt, diese
Thematik einem größtmöglichen Publikum zu
verdeutlichen. Wenn Sie sich für wissenschaftliche Quellen interessieren, finden Sie am Ende
eine Liste von Dokumenten und Studien, auf die
Sie sich beziehen können, und die die hier bereit-
gestellten Informationen bestätigen werden.

Laborgeprüfte CBD-Produkte können teuer
sein, ab 600 € für 3.600 mg reines CBD. Das ist für
viele, denen damit am besten gedient wäre, un-
bezahlbar. Das ist ein erheblicher Rückschlag bei
der Beschaffung und der Nutzung von CBD. Ein
weiteres Hindernis ist die Gesetzeslage, der Sie un-
terstehen. Es ist in Ihrer Gerichtsbarkeit vielleicht
illegal, Cannabis oder seine verwandten Produkte

zu kaufen und zu konsumieren. Was auch immer das Problem sein mag, in diesem Buch werden Sie etwas finden, um es zu bewältigen.

Das Hauptziel dieses Buches war es, alle verfügbaren wissenschaftlichen Informationen zu verarbeiten und sich auf die Bedeutung von CBD zu fokussieren und es dabei für alle so einfach wie möglich zu halten. Schließlich ist der Anbau von Cannabis ganz einfach, wie Sie in unserer Anbauanleitung für Anfänger feststellen werden, wenn Sie wissen wie, und die Extraktion der brauchbaren Verbindungen ist auch nicht viel schwieriger. Warum sollten also alle Informationen und Methoden von den Firmen, die sie machen, geheimgehalten werden?

Dafür gibt es keinen Grund und dieses Buch wurde geschrieben, um dieses Geheimnis zu lüften.

Dieses Buch bleibt eine Einführung zu den vielen verfügbaren Optionen. Weitere ausführliche Bücher sind geplant und werden geschrieben, um auf die hier dargelegten Informationen aufzubauen.

CBD verstehen

Der menschliche Körper umfasst ein zentrales und peripheres Nervensystem, das in seinem Nervengeflecht unter anderem ein Endocannabinoid-System (ECS) hat. Das Endocannabinoid-System besteht aus Cannabinoid-Rezeptoren, die auf der gesamten Länge des Nervensystems, vom Gehirn bis hin zum Rest des Körpers, vorkommen.

Nach aktuellem Wissensstand gibt es in der Cannabis-Pflanze über 113 Verbindungen, die extrahiert werden können. Eine Verbindung, die in Cannabis vorkommt, wird als Cannabinoid bezeichnet, wenn es an die Cannabinoid-Rezeptoren im menschlichen ECS andocken kann. Zwei bekannte Cannabinoide der vielen Verbindungen, die in der Cannabis-Pflanze vorkommen, sind Cannabidiol, CBD, und Tetrahydrocannabinol, THC, während zu den weniger bekannten Cannabinoiden Cannabichromen (CBS), Cannabinol (CBN) und Cannabigerol (CBG) gehören.

Es gibt zwei Arten von Cannabis-Pflanzen, die die primäre Quelle für die hier behandelten Cannabinoide sind – Cannabis sativa und Cannabis indica. Das, was wir weitläufig Hanf (Cannabis Ruderalis) nennen, ist Teil der Sativa-Familie, hat aber im Vergleich zu Cannabis einen deutlichen Unterschied im THC- und CBD-Verhältnis.

Cannabis wurde im Verlauf der Jahre wegen seines THC und CBD angebaut, aber Hanf veränderte sich kaum, da die Pflanzenmaterialien für die Industrieproduktion benötigt werden. Deshalb gab es kaum Veränderungen bei der Eindämmung von Cannabinoiden und die Anteile von THC und CBD sind deutlich niedriger.

THC ist eine psychoaktive Zusammensetzung, während CBD eine im Cannabis vorkommende nicht psychoaktive Zusammensetzung ist. CBD wurde erstmals 1940 entdeckt, aber die chemische Struktur und Stereochemie wurden erst über 20 Jahre später, im Jahr 1964, bestimmt.

Studien, die in den letzten 30 Jahren durchgeführt wurden, haben gezeigt, dass CBD und THC potente Heilwirkungen inhibieren. Wir haben viel über die positiven Auswirkungen von CBD erfahren, während die negativen größtenteils unbedeutend bleiben.

* * *

Cannabinoide und wie sie wirken

Phytocannabinoide sind Cannabinoide, die von pflanzlichen Quellen gewonnen werden, während Endocannabinoide innerhalb des Körpers synthetisiert werden. Die zwei bekanntesten Phytocannabinoide sind Tetrahydrocannabinol (THC) und Cannabidiol (CBD). Beide können aus Cannabis oder Hanf extrahiert werden. Aus der Cannabis-Pflanze konnten Wissenschaftler über 113 Verbindungen, einschließlich CBD und THC, finden. Aber Cannabis-Pflanzen sind nicht die einzige Quelle von Cannabinoiden. Kakao ist zum Beispiel eine weitere Pflanze, die bestimmte Cannabinoide enthält. Dabei ist allerdings zu beachten, dass keines der im Kakao vorkommenden Cannabinoide THC oder CBD ist.

Das Hauptmerkmal von Cannabinoiden ist, dass sie dazu neigen, an bestimmte Zellen im menschlichen Körper anzudocken und diese zu beeinflussen. Cannabinoide docken an Zellen an, die einen Cannabinoid-Rezeptor in sich tragen. Wenn das Cannabinoid an eine bestimmte Zelle im Gehirn andockt, dann wird diese Zelle angewiesen, etwas zu tun. Wenn beispielsweise THC in die Blutbahn geleitet wird, dann dockt es an die Cannabinoid-Rezeptoren an, die hauptsächlich mit der Freisetzung von Dopamin-Neurotransmittern zu tun haben.

Das menschliche zentrale und periphere Nervensystem, das im Gehirn beginnt und sich dann über den ganzen Körper erstreckt, enthält Cannabinoid-Rezeptoren. Diese Rezeptoren können sich mit einigen der vielen von der Cannabis-Pflanze erzeugten Cannabinoiden oder mit Endocannabinoiden aus unserem eigenen Körper binden.

Es gibt vor allem zwei Rezeptoren, die eine wichtige Rolle dabei spielen, wie sich Cannabinoide auf den Körper auswirken. Die zwei primären Rezeptoren werden einfach Cannabinoid-Rezeptor 1 und Cannabinoid-Rezeptor 2 genannt. Auch bekannt als CB1 beziehungsweise CB2. Menschen sind nicht die Einzigen, die CB1- und CB2-Rezeptoren und das Endocannabinoid-System vorweisen können. Andere Säugetiere, Vögel, Fische und Reptilien weisen ebenfalls das ECS vor.

Cannabinoid-Rezeptoren 1

Cannabinoid-Rezeptoren 1 finden sich

hauptsächlich im zentralen und peripheren Nervensystem. Diese Rezeptoren werden von den Endocannabinoid-Neurotransmittern, bekannt als Anandamid und 2-Arachidonoglycerol, und pflanzlichen Cannabinoiden, wie die Verbindung THC, aktiviert. Diese Rezeptoren kommen auch in der Lunge, der Leber und den Nieren vor. Die Hauptfunktion ist die Mediation bestimmter Neurotransmitter, bekannt als Acetylcholin, Noradrenalin, Dopamin, 5-HT, GABA, Glutamat, D-Aspartat und Cholecystokinin.

In der Leber ist der Rezeptor für die Steigerung der De-novo-Lipogenese, oder besser gesagt, für die Umwandlung Ihrer Kohlenhydrate in Fettsäuren verantwortlich. Präsynaptische CB1-Rezeptoren in Ihrer Leber sind für die Überwachung Ihres Blutdrucks verantwortlich, indem sie sich in bestimmten Situationen aktivieren.

CB1 reduziert Angstzustände und Stress

Bei Versuchen mit Mäusen, die keine CB1-Rezeptoren hatten, fiel den Forschern auf, dass sie deutlich ängstlicher waren und bei einer gründlicheren physischen Untersuchung fanden sie heraus, dass sie eine größere Amygdala hatten. Jedes Gehirn hat eine Amygdala, die sich im Temporallappen befindet. Die Amygdala ist hauptsächlich für die Regulierung einer Anzahl starker Emotionen verantwortlich, einschließlich der Angst und der Motivation. Das führt zu dem Schluss, dass CB1-Rezeptoren wichtig für die Ausgewogenheit und Kontrolle von Angst, besonders während extremer Stressphasen, sind.

Außerdem hat die Lokalisierung der hohen Konzentration an CB1-Rezeptoren in dem Bereich, besonders in und um die Amygdala herum sowie dem benachbarten Hippocampus, einen Einfluss auf die emotionalen Reaktionen und auch darauf, wie die Emotionen ausgelöst und prolongiert werden. Sie hat auch einen erheblichen Einfluss auf das Gedächtnis und die Stimmungsstabilität. Auf Grundlage dieser Erkenntnisse wurden weitgehende Theorien aufgestellt, welche der Stimulation dieser CB1-Rezeptoren eine positive Wirkung auf die Amygdala und den Hippocampus zusprechen. Dies könnte die Behandlung von Gemütsstörungen, emotionaler Unausgeglichenheit und Problemen, die wir als Bipolarität, ADHS und ähnliche psychiatrische Probleme kennen, unterstützen.

Die CB1-Rezeptoren im Gehirn haben eher Auswirkungen auf Systeme, die sich auf das

GABA-/Glutamat-Gleichgewicht stützen. GABA und Glutamat sind Neurotransmitter, die als direkte Gegenspieler zueinander fungieren. Wenn diese im Gleichgewicht sind, ist alles im Normbereich. GABA ist ein beruhigender Neurotransmitter, während Glutamat ein erregender Neurotransmitter ist. Mehr von dem einen und weniger von dem anderen führt nicht unbedingt zu einer Verbesserung oder Verschlechterung des Zustands. Vielmehr erfüllen ihre Spiegel wichtige Funktionen, wenn sie vom Körper richtig reguliert werden. Im Falle von Entzündungen oder wenn sich das Immunsystem einschalten muss, kann eine erhöhte Glutamat-Aktivität festgestellt werden. Wenn alles gut funktioniert, dann erhöht sich der GABA-Wert, um den Auswirkungen des Glutamats entgegenzuwirken und somit die Homöostase aufrechtzuerhalten. CB1-Rezeptoren kommen auf GABA vor und Glutamat-Neuronenenden scheinen in der Lage zu sein, ihre Freisetzung und somit auch das GABA-/Glutamat-Gleichgewicht zu kontrollieren. CB1 hat in ganz ähnlicher Weise eine Auswirkung auf Dopamin-Transmitter bei der Freisetzung von Dopamin. Es wirkt sich auch auf Serotonin aus. Dopamin, wenn Sie sich erinnern, ist der Wohlfühl-Neurotransmitter und überschwemmt Ihr Gehirn mit Freude. Während Serotonin die

Stimmung, Angst und das Glück reguliert. Ein niedriger Serotoninspiegel führt zu Depressionen und möglicher Angst. Deshalb können CB1-Agonisten wie Endocannabinoide (Cannabinoide, die vom Körper produziert werden) so wie auch Phytocannabinoide, wie Delta-9-Tetrahydrocannabinol (THC), sie anregen.

Drogen, die Cannabinoid-Rezeptoren blockieren

Der Cannabinoid-Rezeptor ist sowohl für Cannabinoide, die innerhalb des Körpers produziert werden, als auch für die, die von äußeren Quellen bezogen werden, zugänglich. Er macht zwischen den beiden nicht wirklich einen Unterschied. Man stelle sich den Rezeptor (CB1 oder CB2) als das Schlüsselloch in einem Schloss vor, und wenn der Schlüssel, in diesem Fall das Cannabinoid, eindringen und sich drehen kann, dann schließt er die Zelle auf. Eine Möglichkeit für den Schlüssel, das Schloss nicht zu beeinflussen, wäre, das Schlüsselloch zu blockieren. Wenn das passiert, dann kann der Schlüssel nicht in das Schloss eindringen und hat so auch keine Auswirkung. Das ist eine Möglichkeit, die Wirksamkeit der Zelle und des Rezeptors zu reduzieren. In Untersuchungen kann die Auswirkung, den Rezeptor zu blockieren, in der Steigerung (bis ins Dreifache) von Angstsymptomen beobachtet werden, wenn ein Cannabinoid-Blocker eingeführt wird. In manchen Fällen kommt es sogar zu einem ernsthaften Ausbruch einer Depression. Sobald die Einnahme von Cannabinoid-Blockern gestoppt wurde, normalisierten sich die Testpersonen innerhalb von 24 Stunden. Die Blockierung des CB1-Rezeptors durch die Droge wirkte sich negativ auf die Stimmung aus und sorgte sogar bei Dingen, die der Person normalerweise Freude bereiten, für weniger positive Gefühle. Die CB1-Blockerdroge aktivierte auch die HPA-Achse.

Die HPA-Achse (Hypothalamus-Hypophysen-Nebennierenrinden-Achse) ist eine Abfolge von Kontrolle und Feedback zwischen den drei Hormondrüsen im endokrinen System und führt unter anderem dazu, dass das Verdauungssystem, Reaktionen auf Stress, die Sexualität und der Energieverbrauch kontrolliert werden.

CB1 und posttraumatische Belastungsstörung (PTBS)

Stress bei Menschen, oder eigentlich bei jedem Tier, ist eine Reihe von chemischen Wechselwirkungen. Überzeugende Beweise deuten darauf hin, dass das Cannabinoid-System eine wichtige Rolle dabei spielt, Stress auf einem angemessenen Niveau zu halten und entweder bei der Verarbeitung von Stress oder dessen Dämpfung hilft.

Cannabinoide sind nicht nur externe Stoffe, die unsere Neurophysiologie beeinflussen. Sie sind natürlich vorkommende Cannabinoide innerhalb des ECS. Eines von ihnen ist Anandamid. Anandamid, bekannt als N-Arachidonylethanolamid oder AEA, ist ein Ligand, der an CB1 andockt. Wenn der Betroffene mit psychologischem Stress konfrontiert wird, wurde beobachtet, dass die Anandamidwerte in limbischen Regionen, die mit Emotion und Kognition zu tun haben, abnehmen. Die Abnahme ist in der Amygdala noch aggressiver.

In einer kürzlich durchgeführten Studie fanden Forscher heraus, dass die Werte von Anandamid und 2-Arachidonoylglycerol (2-AG) bei denen, die unter PTBS leiden, erheblich niedriger sind. Das war sogar im Vergleich zu denen, die traumatisiert waren, aber sich daraus keine PTBS entwickelte, der Fall.

Das reduzierte AEA kann während psychologischer Stresssituationen auch zu einer

Freisetzung von Cortisol führen. Typischerweise dauert die Reduzierung von Anandamid 24 Stunden ab Beginn der Stresssituation.

Cannabinoid-Rezeptoren 2

Wir wissen, dass CB1-Rezeptoren hauptsächlich im Gehirn vorkommen, auch wenn sie in niedrigeren Konzentrationen in anderen Bereichen vorkommen. CB2 dagegen kommt in niedrigeren Konzentrationen im Gehirn vor, aber dafür in höheren Konzentrationen in einem bestimmten System im menschlichen Körper – dem Immunsystem. Im Gehirn befinden sie sich vorwiegend in den Mikroglia. Von der Milz zur Thymusdrüse und einschließlich der Mandeln gibt es erhöhte Werte von CB2-Rezeptoren, die bei einer Aktivierung vorwiegend für die Inhibition der Zytokinfreisetzung verantwortlich sind. CB2-Rezeptoren kommen auch auf der Immunzellenfamilie, einschließlich der T-Zellen, B-Zellen, Makrophagen und Monozyten, vor. Man kann sie auch auf Mastzellen finden.

Mastzellen oder Mastozyten sind Zellen, die Teil des Immunsystems sind, und die, wenn sie ausgelöst werden, an der Produktion und Freisetzung von Histamin und Heparin beteiligt sind.

CB2-Rezeptoren, die sich auf der Mastzelle finden, kontrollieren deren Leistung und wirken sich daher auf ihre Funktion aus, wodurch sie einen unmittelbaren Einfluss darauf haben, wie oft und wie viel Histamin und Heparin in den Körper freigesetzt wird.

Auch im Darmtrakt findet sich CB2, wo es die Aufgabe hat, Darmentzündungen einzudämmen. Das macht CB-Agonisten zu einer potentiellen Quelle der Linderung von Darmerkrankungen, wie Morbus Crohn und Colitis.

CB2-Rezeptor-Agonisten (das Molekül, das in den Rezeptor passt) können eine Senkung der intrazellulären Werte von cyclischen Adenosinmonophosphaten (cAMP) verursachen. Wenn es zu einer Senkung des cAMP kommt, führt das zu einer Senkung des CREB, einem bindenden Transkriptionsfaktor, der Veränderungen an den Genen, die das Immunsystem regulieren, verursacht. Dies führt dann zu einer erfolgreichen Unterdrückung des Immunsystems.

Bei Patienten mit Alzheimer wird die Nervenfunktion durch die Anhäufung von Plaque, die aus Beta-Amyloid-Proteinen besteht, unterbrochen. Hierbei kommt den CB2 eine wichtige Rolle zu, da sie die Makrophagen aktivieren können. Diese Zellen ‚fressen' andere Zellen, die die Plaque zerstören, die wiederum für die Unterbrechung des normalen Zündungsprozesses der Neuronen verantwortlich ist. Es hat sich gezeigt, dass die Aktivierung dieser Rezeptoren enorm dazu beitragen kann, Alzheimer entgegenzuwirken.

Eine der erstaunlichsten Enthüllungen von Studien, die in verschiedenen medizinischen Bereichen unterschiedlicher Fachrichtungen durchgeführt wurden, ist, dass fast jede im menschlichen Körper ausgelöste Krankheit eine Veränderung in den Endocannabinoidwerten aufweist. Ob es sich dabei um eine gastrointestinale, psychiatrische, kardiovaskuläre, endokrine, neurologische oder dermatologische Krankheit handelt, sie alle könnten durch die Aktivierung und Kontrolle von CB2 geheilt werden.

Es hat sich sogar herausgestellt, dass CB2-Rezeptoren aktiviert werden können, um die Kokainsucht zu reduzieren.

* * *

Was genau bewirkt CBD?

Cannabidiol hat keine psychotropen Wirkungen wie sein Gegenspieler THC. Tatsächlich kann CBD die Wirkungen von THC bis zu einem gewissen Grad neutralisieren, und wenn sie zusammen eingenommen werden, fungiert CBD beim ‚High'-Gefühl, das der Konsument erlebt, als ein Gegengewicht zum THC.

CBD dockt sowohl an die CB1- als auch CB2-Rezeptoren im Körper an und dient, wie oben aufgeführt, als ein Gegenstück zum THC. Das macht CBD zu einem gewaltigen Verbündeten, den Wirkungen der anderen Cannabinoiden entgegenzuwirken. Realistisch betrachtet bedeutet das, dass uns der Konsum von CBD die Vorteile von Cannabinoiden gibt, aber ohne die psychotropen Wirkungen von THC und einem der anderen hundert Verbindungen der Cannabis-Pflanze.

Es gibt Forschungen, die gezeigt haben, dass CBD auch Auswirkungen auf die Serotoninwerte, Adenosinwerte sowie den Glycin- und Vanilloidrezeptoren (diese sind für die Körpertemperatur und das Empfinden von mit Hitze verbundenen Schmerzen verantwortlich) haben. Im Falle von durch Feuer verursachte Verletzungen kann CBD zur Linderung des durch Verbrennen verursachten Schmerzes zum Einsatz kommen.

CBD hat auch eine wirksame antidepressive Funktion. Es wurde herausgefunden, dass CBD mit der Stimulierung des 5-HT1A-Serotonin-rezeptors zu tun hat, der dafür bekannt ist, die antidepressive Wirkung hervorzurufen. Dieser Rezeptor hat auch Einfluss auf den Appetit, die Schmerzwahrnehmung, Übelkeit, Angst und Suchtmechanismen.

Abschließend wurde auch herausgefunden, dass CBD die Ausbreitung von Krebszellen und die Knochenresorption senken kann, indem es den GPR55-Signalfluss hemmt. GPR55 kommt vor allem im Gehirn vor und steht mit der Kontrolle des Blutdrucks, der Regulierung der Knochen-dichte und der Vorbeugung einer Ausbreitung von Krebszellen im Zusammenhang.

Wir werden näher darauf eingehen, wenn wir zu den gesundheitlichen Vorteilen von CBD und seinem Einsatz als Medikament kommen.

Medizinischer Zweck
und Anwendung

CBD hat die folgenden medizinischen Eigenschaften, von denen wir derzeit wissen:

> ➤ Antiemetikum (reduziert Übelkeit und Erbrechen)

> ➤ Antikonvulsant (unterdrückt Krampfanfälle)

> ➤ Antipsychotikum (bekämpft psychotische Störungen)

> ➤ Entzündungshemmer (bekämpft entzündliche Erkrankungen)

> ➤ Antioxidationsmittel (bekämpft neurodegenerative Erkrankungen)

> ➤ Anxiolytikum/Antidepressiva (bekämpft Angststörungen und Depressionen)

CBD als ein Antikonvulsant

Untersuchungen im letzten Jahrzehnt haben die Wirksamkeit von CBD als ein Antikonvulsant gezeigt. CBD reduziert aktiv die Ausprägung der Krampfanfälle in Tierversuchen. Es gab auch Fallstudien zu den Wirkungen von CBD bei Kindern mit pharmakoresistenten Epilepsieformen, die eine potentielle Behandlung mit CBD empfehlen.

CBD als Entzündungshemmer

Zahlreiche Studien zeigen, dass CBD neuroprotektive Eigenschaften in Zellkulturen hat, was belegt, dass es positive Auswirkungen auf neurodegenerative Erkrankungen, wie Parkinson, MS und Alzheimer, hat. Auch im Bezug auf die Heilung von Hirnschädigungen durch Alkoholmissbrauch könnte dies vielversprechend sein.

Kürzlich durchgeführte klinische Studien haben gezeigt, dass Substanzen, die CBD enthalten, bei der Behandlung von Spastiken im Zusammenhang mit MS erfolgreich waren.

Für diejenigen, die unter Parkinson leiden, ist die Schlafqualität ein wichtiges Thema und es hat sich gezeigt, dass CBD die Schlafqualität steigern und verbessern kann. CBD kann komplexes Schlafverhalten, das mit Rapid Eye Movement (REM) im Zusammenhang steht, enorm verbessern, indem es umgehend die Symptome der

Störung reduziert und dabei hilft, die Schlafqualität zu verbessern.

CBD als ein Anxiolytikum/ Antidepressivum

Es ist kein Geheimnis, dass Cannabis bei hoher Dosierung unter gewissen Umständen akute psychotische Schübe auslösen kann und viele Studien haben gezeigt, dass der Konsum von Marihuana bei Personen mit entsprechenden genetischen Risikofaktoren das Risiko für chronische Psychosen erhöht. Mehrere Untersuchungen und klinische Studien haben darauf hingedeutet, dass THC diese Wirkungen aufgehoben hat, und dass CBD als ein Antipsychotikum gegensteuert und die psychotischen Wirkungen von THC abschwächen kann. Es gab in der letzten Zeit ein paar kleinere klinische Studien, bei denen Patienten mit psychotischen Symptomen mit CBD behandelt wurden, einschließlich Fallberichte von Patienten mit Schizophrenie. Es gab eine kleine Fallstudie bei Patienten mit Parkinson mit Psychosen, die über positive Ergebnisse nach einer Behandlung mit CBD berichteten; und eine kleine randomisierte klinische Studie, die von einer klinischen Verbesserung bei Patienten mit Schizophrenie berichteten, die über einen bestimmten

Zeitraum CBD einnahmen. Große randomisierte klinische Studien wären erforderlich, um vollständig in der Lage zu sein, bei Patienten mit Schizophrenie, bipolaren Störungen und anderen Formen der Psychose das therapeutische Potential von CBD auszuwerten.

CBD konnte in kürzlich durchgeführten Studien auch zeigen, dass es Angstzustände und Stress senken kann, indem sowohl Verhaltens- als auch physiologische (z. B. Herzfrequenz) Symptome von Stress und Angstzuständen bei Tiermodellen reduziert wurden. Zusätzlich haben kleinere Laborstudien an Menschen und klinische Untersuchungen Nachweise erbracht, dass sich CBD als vorteilhaft und effizient erwiesen hat. Die Berichte dieser Studien belegen, dass CBD Stress und Angstzustände bei Patienten mit sozialen Ängsten reduzieren kann.

In einem Laborprotokoll, das erstellt wurde, um Posttraumatische Belastungsstörungen zu modulieren, hat CBD die „Konsolidierung beim Extinktionslernen" verbessert, mit anderen Worten, die Patienten waren in der Lage, traumatische Erinnerungen zu vergessen. Die angstlösenden Wirkungen von CBD scheinen durch Veränderungen des Serotonin-Rezeptor-1-Signalflusses ausgelöst zu werden, auch wenn noch mehr Forschung erforderlich ist, um diesen Mechanismus vollumfänglich zu verstehen.

* * *

Können Cannabinoide Krebs behandeln?

Die Internationale Cannabinoid Forschungsgesellschaft war für die Organisation der Bemühungen verantwortlich und die Forschungsarbeiten voranzutreiben, um die Cannabinoid-Forschung an die Spitze der Krebsforschung zu treiben. Ursprüngliche Forschungsarbeiten in diesem Gebiet begannen in den späten 60ern und frühen 70ern. Zwischen damals und heute waren zahlreiche Forschungsarbeiten auf den Prozess der Erforschung von Cannabinoiden als eine wirksame Lösung bei Krebs oder als Krebsbehandlung zurückzuführen.

Wenn Sie noch mehr Informationen möchten, gibt es zahlreiche von zuverlässigen Quellen herausgebrachte Publikationen, einschließlich des Wellcome Witness, die interessant zu lesen sind und die Geschichte und Politik von Cannabis in der Medizin genau beschreiben. Nature, eine weitere wissenschaftliche Zeitschrift, war eine weitere Publikation, die etliche Berichte über Cannabis veröffentlicht hat.

Was besonders hervorgehoben werden sollte, ist, dass das trotz der zahlreichen Zeitschriften, Tausenden von Blogs und vielen Publikationen über die Möglichkeit von Cannabis zur Behandlung und Heilung von Krebs noch kein solider Beleg ist. Jeder Versuch, dies als solchen zu bezeichnen, wäre grundsätzlich irreführend. Um die Rolle von Cannabinoiden und Krebs zu verstehen, muss man sich die Belege genauestens anschauen.

Laborforschung

Der größte Faktor, der Gelegenheitslesern unbekannt ist, hat mit der Art zu tun, wie Laborprüfungen und Forschungsarbeiten durchgeführt werden. Es ist eine Tatsache, dass eine sehr hohe Anzahl von Prüfungen, praktisch alle Untersuchungen zur Durchführbarkeit von Cannabinoiden zur Krebsbehandlung durch den Einsatz von Zellen, die im Labor hergestellt wurden, oder mit Tiermodellen durchgeführt wurden. Diese Ergebnisse wurden dann auf den Menschen extrapoliert. In der Medizin ist es sehr gefährlich, davon auszugehen, dass etwas schließlich funktioniert, wenn es lediglich extrapoliert wurde. Und außerdem wurden fast alle relevanten Forschungsarbeiten in verschiedenen Labors ohne Lebendtests durchgeführt. Das menschliche System ist erheblich komplexer als alles, was man in Labors herstellen kann oder sogar im Vergleich zu lebenden Exemplaren wie Mäusen.

Keine der durchgeführten Forschungsarbeiten konnte schlüssige Belege finden. Was gefunden wurde, lässt sich wie folgt zusammenfassen:

Auslösen einer Apoptose – oder auch als Zelltod bekannt
Unterbrechung der automatischen Teilung von Zellen
Prävention von neuem Blutzellwachstum
Reduzierung der Ausbreitung von Krebszellen
Beschleunigung der Autophagie – der Prozess der Zellzerstörung

Die Forschung scheint darauf hinzuweisen, und das ist noch nicht vollständig erwiesen, dass Cannabinoide, die sich an CB1-, CB2- und an andere Rezeptoren koppeln, am Zentrum all dieser Wirkungen sind.

Unter all den verschiedenen Kombinationen haben die optimalen Ergebnisse bei Laborprüfungen und Tierversuchen ergeben, dass sie von der kombinierten Verwendung von THC und CBD herrühren. Nicht vergessen, CBD gleicht einige Wirkungen von THC, besonders seine negativen

Wirkungen (Psychoaktivität), aus. Es gibt positive Ergebnisse, die Forscher herausgefunden haben, wie die Nutzung von Cannabinoiden aus synthetischen Quellen, wie das Molekül JWH-133. JWH-113 ist eine Verbindung, die von John W. Huffman entdeckt wurde, die selektiv an CB2-Rezeptoren andockt und für die Prävention von Entzündungen bei Alzheimer-Markern sowie für die Prävention von kognitiven Markern verantwortlich ist.

Aber man sollte nicht außer Acht lassen, dass es beim Einsatz von Cannabis als Medizin beim Kampf gegen Krebs auch Nachteile, Nebenwirkungen und unerwünschte Folgen gibt.

Einer der Nachteile von THC ist beispielsweise, dass es bei einer sehr hohen Dosierung die Zellen der Gefäße, die Blut in den Prozess leiten, schädigen kann. Auch wenn diese hohen Dosierungen, wenn sie genommen werden, um Krebszellen zu reduzieren oder umzudrehen, Krebs potentiell töten können, kann es schließlich zur Schädigung gesunder Blutgefäße führen. Das sieht man auch an der Tatsache, dass THC ebenfalls das Wachstum der Blutgefäße zu den Krebszellen blockiert, wodurch diese Zellen nicht mehr mit den von ihnen benötigten Nährstoffen versorgt werden.

Überraschenderweise wurde auch berichtet, dass unter gewissen Umständen Cannabinoide tatsächlich das Wachstum von Krebszellen fördern können. Studien haben herausgefunden, wie die Aktivierung der CB2-Rezeptoren durch Cannabinoide die Immunabwehr gegen Krebs stärken kann. Es ist auch möglich, dass die Krebszellen gegen die Cannabinoide immun werden und wieder beginnen, sich weiterzuentwickeln.

Eine bessere Alternative beim Kampf gegen Krebs ist es jedoch, THC mit anderen heute bekannten konventionellen Krebstherapien zu kombinieren, und es ihnen so zu ermöglichen, gemeinsam zu wirken. Das hat sich als viel wirksamer erwiesen. Es könnte eine bessere Option sein, Cannabinoide als eine Ergänzung mit verschiedenen Chemotherapien einzusetzen. Experimente im Labor scheinen zu unterstützen, dass, wenn Cannabinoide mit Medikamenten, wie Temozolomid sowie Gemcitabin, kombiniert würden, das Ergebnis sehr positiv sein könnte.

Wann immer über Forschungsarbeiten bezüglich Cannabis und Cannabinoiden berichtet wird, gibt es in den Sozialen Medien ein großes Interesse. Aber dann stellt sich oft heraus, dass der Rummel nicht wirklich die vollbrachte Arbeit widerspiegelt. Zum Beispiel wurde von Forschern der Universität East Anglia eine aktuelle Studie durchgeführt, bei der Krebszellen im Labor hergestellt oder in Mäuse transplantiert wurden, um zu verstehen, warum unterschiedliche Konzentrationen von gereinigtem THC unterschiedliche Wirkungen auf Krebszellen zu haben scheinen – etwas, das bei früheren Experimenten an Cannabinoiden und Krebszellen festgestellt wurde.

Die Forscher fanden heraus, dass THC durch zwei verschiedene Rezeptormoleküle, die zusammenkommen, wirkt – CB2 und GPR55 – und dass hohe Dosierungen entgegen niedrigen Dosierungen das Krebszellwachstum verlangsamen. Deshalb denken sie, dass die Entwicklung von Medikamenten, die für das Zusammenkommen der Rezeptoren auf korrekte Weise sorgen, um Krebszellen zu töten, eine gute Möglichkeit sein könnte, die potentielle Stärke von Cannabinoiden zu nutzen, um Krebs viel effektiver und gezielter zu behandeln.

Aber während dies sicherlich eine interessante wissenschaftliche Arbeit ist und dabei hilft, Licht auf die praktischen Grundlagen zu werfen, die untermauern, wie bestimmte Krebszellen auf Cannabinoide reagieren können, und auf

Möglichkeiten zu weisen, Cannabinoid-Medikamente in Zukunft effektiver zu machen, zeigt uns das gewiss nicht, dass Cannabis eingesetzt werden kann, um aktuell Krebs bei Patienten effektiv zu behandeln.

Klinische Forschung

Laborstudien zeigen uns ein viel weniger schlüssiges Ergebnis. Eine Untersuchung, die Cannabinoide bei Krebspatienten testete, wurde in Spanien durchgeführt. Die Studie wurde von Dr. Manuel Guzman und einem Team von Wissenschaftlern geleitet. Insgesamt neun Patienten mit fortgeschrittenem Glioblastoma multiforme wurde hoch gereinigtes THC verordnet. Es wurde direkt in das Gehirn verabreicht.

Acht dieser Patienten sprachen darauf an, während der Neunte es nicht tat. Dennoch verstarben alle von ihnen. Im Bezug auf Sterblichkeitsrate und Verzögerung des Sterbeprozesses konnten folglich keine Erkenntnisse gewonnen werden.

Diese Studie zeigt uns, dass THC sicher und scheinbar komplikationslos sein kann, aber man darf nicht vergessen, dass sie nicht mit Kontrollgruppen durchgeführt wurde.

Während diese Ergebnisse doch ermutigend sind, können daraus dennoch keinerlei Schlussfolgerungen gezogen werden. Die Studie verdeutlicht jedoch die Tatsache, dass die Cannabinoid-Forschung insbesondere bezüglich der Krebstherapie definitiv wert ist, weiterverfolgt zu werden. Bislang sind die Erkenntnisse allerdings noch nicht schlüssig genug. Es ist nicht sinnvoll, nicht verifizierte Geschichten über Heilungsmöglichkeiten zu verbreiten oder ihnen Gehör zu schenken. Sofern es in der Wissenschaft bei ihren Studien keine solide Grundlage gibt, basiert alles was gesagt wird mehr auf Rummel und Halbwahrheiten. Auf Informationen wie diese sollte man sich nicht verlassen und diese sollten auch nicht verbreitet werden.

Offene Fragen

Was bei dieser Debatte am meisten angezweifelt wird, sind die Dinge, die wir noch nicht wissen. Es gibt einige Belege, die auf Cannabinoide positiv hinweisen, aber es gibt dabei mehr Fragen als Antworten.

Eine der zentralen Fragen ist, dass wir uns nicht sicher sind, welche Art von Cannabinoid wir einsetzen sollen – ob natürlich, synthetisch, ein

Endocannabinoid oder Phytocannabinoid. Wir sind uns nicht sicher, welches effektiver ist oder an welcher Dosierung wir uns orientieren sollten. Was es sogar noch verworrener macht, ist, dass unterschiedliche Krebsformen dazu neigen, auf verschiedene Cannabinoide unterschiedlich anzusprechen. Dies läuft auf eine einfache Analyse hinaus – dass für Krebs im Allgemeinen keine universelle Schlussfolgerung getroffen werden kann. Jede Form ist einzigartig und erfordert konkrete Lösungen.

Es ist wahr, dass sich die meisten Forschungsarbeiten und die öffentliche Aufmerksamkeit um die Nutzung von THC drehen. Aber neue Forschungsarbeiten und neue Erkenntnisse zeigen auch, dass andere Cannabinoide bei unterschiedlichen Krebsarten bessere Ergebnisse haben könnten. THC ist nicht mehr die einzige Möglichkeit, wenn es um die Hoffnung für ein Heilmittel bei Krebs geht.

Zudem ist da auch noch die psychoaktive Art von THC. Die anderen Cannabinoide scheinen nicht dasselbe psychoaktive Ergebnis wie THC zu haben und in vielen Fällen sind diese vorzuziehen. Zwischen seiner Stigmatisierung und seiner

Illegalität führt THC zu mehr Hindernissen, als dass es Lösungen bietet.

Es gibt auch ein Problem, die Verbindungen in die tatsächlichen Tumorstellen zu bekommen. Die Verbindung ist nicht vollständig wasserlöslich und kann keine großen Entfernungen zurücklegen, wenn sie menschliches Gewebe durchläuft. Wenn Sie effektiv sein soll, dann muss die Zufuhr direkt an die Stelle des Tumors erfolgen, was bedeutet, dass ein invasiver Eingriff erforderlich sein könnte – und zwar jedes Mal, wenn eine Dosis verabreicht wird.

Die Guzman-Studie in Spanien, von der wir früher gesprochen haben, führte die Untersuchungen durch, bei denen die Cannabinoide direkt in das Gehirn des Patienten injiziert wurden. Der Eingriff war höchst invasiv und erwies sich letztlich als nicht erfolgreich. Es ist gegenwärtig auch unbekannt, ob Cannabinoide regulären Chemotherapien helfen oder sie behindern, indem der primäre Angriff auf die Krebszellen angekurbelt oder dem entgegengewirkt wird.

Kann Cannabis Krebs vorbeugen oder ihn verursachen?

Anstatt zu hoffen, dass es Krebs heilen könnte,

gibt es vielleicht eine Möglichkeit, dass Cannabis Krebs vielleicht verhindern könnte? Wenn wir diese Frage stellen, müssen wir auch fragen, ob es das Potential gibt, dass es andere Krebsarten verursachen könnte. Bislang fehlen die Antworten zu diesen Fragen.

Bei Mäusen haben die Studien gezeigt, dass die höheren Dosierungen von THC das Potential hatten, die Risiken einer Entwicklung bestimmter Krebsarten zu verringern. Das, zusammen mit der Tatsache, dass einige Cannabinoide (besonders die, die sich intern entwickelten) die Fähigkeit haben, Tumorwachstum zu unterdrücken, lässt uns hoffen, dass Phytocannabinoide dasselbe tun könnten.

Andererseits haben wir langjährige Nachweise der Verwendung seit den 80ern, wo Medikamente aus Cannabinoiden erfolgreich eingesetzt wurden, um einige der Symptome, die Patienten durch die Chemotherapie hatten, zu bekämpfen. Dazu gehörten schwere Fälle von Übelkeit und Erbrechen. Medikamente, wie Dronabinol und Nabilon wurden damals häufig eingesetzt, um die Chemotherapie etwas zu erleichtern. Das ist auch heute noch in den Niederlanden der Fall, wo Marihuana als Medizin zur Linderung von Schmerzen und negativen Symptomen legalisiert wurde. Das Problem liegt an der Dosierung und die wurde noch nicht genau ermittelt.

Sativex

Sativex ist ein Mundspray. Derzeit wurden in Großbritannien Studien in Auftrag gegeben, um dieses Produkt zu testen. Dieses ist ein konzentriertes Extrakt pharmazeutischer Qualität, das sowohl Tetrahydrocannabinol (THC) als auch Cannabidiol (CBD) enthält. Dieses Mundspray könnte dabei helfen, Schmerzen, die durch Krebs verursacht werden, zu kontrollieren.

Es wird auch vorgeschlagen, dass Cannabinoide dafür eingesetzt werden könnten, Appetitverlust und darauffolgende Depressionen zu überwinden. Tests laufen bereits, aber die Ergebnisse haben noch keinen Nachweis dieser Theorie erbracht. Es gibt veröffentlichte Ergebnisse von Studien, wo Sativex bei Glioblastoma multiforme zusammen mit Temozolomide eingesetzt wurde, die bei Patienten erhöhte Überlebensraten aufwiesen. Dieselben Ergebnisse wurden auch durch einen anderen Test erzielt. Während diese Ergebnisse vielversprechend sind, sind umfangreiche, ausgereiftere Studien erforderlich, um die genaue Wirksamkeit zu ermitteln.

Nur weil Cannabis natürlich ist, ist es noch lange kein Heilmittel

Die Natur hält viele Verbindungen bereit, die im menschlichen Körper genutzt werden können, um ihn ins Gleichgewicht zu bringen oder ihn aus dem Gleichgewicht zu werfen. Manche haben ein großartiges medizinisches Potential, während andere die Vitalität verringern und sogar zum Tod führen können.

Wenn man für ein Problem ein natürliches Produkt nimmt, kann das in anderen Bereichen zu Nebenwirkungen führen. Manche Nebenwirkungen sind gering, während andere komplex sein können. Nur weil es natürlich ist, bedeutet es noch lange nicht, dass es auch gesund oder vorteilhaft ist. Zyanid kann auch natürlich vorkommen und wir wissen, dass es in keiner Weise gesund ist.

Tatsächlich können bestimmte Pilze medizinische Vorteile liefern. Das war die Inspiration und der Ansatzpunkt für die Entwicklung von Penicillin und anderen Antibiotika. Das bedeutet aber nicht, dass wir Pilze züchten und einnehmen können, um einer bakteriellen Infektion entgegenzuwirken.

Ein weiteres Beispiel ist Aspirin. Es kommt von der Weidenrinde. Wenn man es in seiner natürlichen Form einnimmt, könnte es Komplikationen, wie schwere Darmreizungen, hervorrufen. Aber die Inspiration brachte ein Pharmaunternehmen dazu, die Acetylsalicylsäure zu entwickeln. Sie wirkt genauso, hat aber keinerlei Auswirkungen auf den Magen.

Entwicklung von Krebsmedikamenten

Wenn man sich von der Natur inspirieren lässt, können sogar Entwickler von Krebsmedikamenten Lösungen für komplexe Probleme finden. Eine der Möglichkeiten ist es, etwas zu nehmen, das natürlich vorkommt, es dann aufzubereiten und es für einen bestimmten Zweck anzustreben. Nehmen wir beispielsweise die Blätter der Eibe. Das führte nach einigem genialen Herumprobieren zu dem Medikament, das als Taxol bekannt ist. Genauso entstand Vinblastin, das von der Rosafarbenen Catharanthe inspiriert wurde und Camptothecin, das vom Xi-Shu-Baum gewonnen wird. Selbst der Maiapfel führte zu Etoposid. Was wirklich interessant ist, ist, dass ein beliebtes Gewürz, das in indischen Currygerichten zum Einsatz kommt – Kurkuma – die Fähigkeit besitzt, Darmkrebs zu behandeln, wenn sein Kurkumin in seiner reinen Form extrahiert wird.

Das Wichtigste, das man sich merken muss, ist, dass nur weil etwas in hohen Dosierungen eine Wirkung hat, es nicht bedeutet, dass seine Ausgangspflanze dieselben Ergebnisse erzielen kann. Nur weil hohe Dosierungen von THC eine positive Wirkung haben können, heißt das nicht, dass die Cannabis-Pflanze das Heilmittel für Krebs ist.

"Haben Sie dieses Video gesehen? Dieser Typ sagt, dass Cannabis Krebs heilt!"

Es ist leicht, sich von dem Rummel im Internet mitreißen zu lassen, dass Cannabinoide und Marihuana ein Heilmittel für Krebs seien. Es gibt Unmengen anekdotischer Berichte von Heilmitteln und dergleichen, aber keine von ihnen können medizinischen Forschungen standhalten. Deshalb wäre es vernünftig, das, was jemand zu schreiben hat, aufmerksam zu lesen.

Unter dem Strich muss man selbst einsehen, dass das, was auch immer gesagt oder behauptet wird, wissenschaftlich nicht nachgewiesen wurde.

Bevor Sie also alle Hoffnung in eine Behauptung für eine effektive Krebsbehandlung stecken, sollten Sie sicherstellen, dass sie klinisch belegt ist. Ansonsten setzen Sie sich nur unnötigem zusätzlichem Leid und Kopfschmerzen aus.

Wir alle stimmen zu, dass es in unserem globalen Interesse ist, ein Heilmittel für Krebs zu finden. Um zu diesem Punkt zu gelangen, müssen Forscher rigorose medizinische Forschungen und Studien durchführen. Organisationen, die ihre Arbeit auf Forschung begründen, brauchen Ergebnisse, die solide sind und auf Fakten und Nachweisen beruhen.

Es ist unerlässlich, dass wir uns an die Fakten und Ergebnisse halten, die auf solider Forschung beruhen, denn das was auf dem Spiel steht, ist nichts Geringeres als das Leben.

"Was kann es schon schaden? Es gibt doch nichts zu verlieren."

Das kann es sehr wohl. Wenn jemand die Fehlinformation über die Cannabinoid-Behandlung bei Krebs glaubt und die reguläre Behandlung zu Gunsten von etwas, das nicht erwiesen ist, aufgibt, dann ist dessen Tod und Leiden während der Cannabis-Behandlung das direkte Ergebnis dieser Fehlinformation. Die konventionelle Behandlung hätte ihn vielleicht nicht retten können, aber es hätte sein Leben verlängert. Es ist wichtig zu sagen, dass die Cannabis-Behandlung auf eine Art wirksam sein kann, wie es die konventionelle nicht ist, aber es ist ein komplettes Wagnis, da jeder Patient einzigartig ist und Cannabis (noch) kein Heilmittel für Krebs ist.

Es herrscht weitgehend Übereinstimmung darüber, dass natürliche Cannabinoide für den menschlichen Konsum größtenteils sicher sind. Das Problem besteht aber in deren Kombination mit anderen Medikamenten. Gegenanzeigen sind ein Problem.

Manche Geschichten können ebenfalls beängstigend sein. Wie die von dem niederländischen Lungenkrebs-Patienten, der Cannabis benutzte, das er auf der Straße gekauft hatte und aufgrund der Tatsache, dass jemand sein Cannabis mit schädlichen Chemikalien gestreckt hatte, innerhalb von Stunden in ein Koma fiel.

Zubereitungen, die zu Hause hergestellt werden, oder die, die auf den Schwarzmärkten verkauft werden, können mit hohen Risiken einhergehen, da die Extraktionsmethode unsicher ist und mit

Pestiziden und Chemikalien, die günstig und gefährlich sind, verunreinigt sein könnten. Da die meisten Zubereitungsmethoden dabei Lösungsmittel verwenden, sind sie abhängig vom Typ und der Qualität des benutzten Lösungsmittels gewöhnlicherweise die Ursache für Toxizität. Es ist sogar möglich, dass, wenn die Cannabis-Pflanze ursprünglich schädliche Pestizide enthalten hatte, diese im Prozess weiter kondensiert werden und ihre Toxizität erhöhen.

Man muss vor allem wissen, dass es viele gibt, die versuchen, einfach ein bisschen Geld zu machen. Auf den Straßen und im Internet. Für dieses Geld versprechen sie die Welt und liefern Produkte, die bestenfalls nutzlos oder schlimmstenfalls giftig sind. Es gibt einige gute Quellen, aber die meisten fallen nicht unter diese Kategorie. Aus diesem Grund muss man sehr vorsichtig sein, wem man zuhört und woher man seine Produkte bezieht.

Am besten holen Sie sich den Ratschlag bei der medizinischen Fachkraft Ihres Vertrauens, um herauszufinden, ob medizinisches Marihuana eine Option ist. Wenn Sie in einem Land leben, wo es legal ist, sind Sie am besten mit einer Patientenlizenz mit der Berechtigung, Marihuana zu nutzen und anzubauen, beraten. Das ist eine hervorragende Möglichkeit, Zugang zu gutem Cannabis zu erhalten, das möglicherweise einen Unterschied machen könnte.

Wie wendet man CBD an?

Die vorangegangenen Abschnitte haben gezeigt, was CBD ist und wie CBD wirkt. Dadurch verstehen Sie jetzt die Vorteile, Nachteile, das Potential und auch die Risiken. Was das medizinische Potential angeht, hat sich CBD definitiv als vielversprechend gezeigt.

Da wir das jetzt wissen, können wir nun zum nächsten Schritt übergehen und die unterschiedlichen Anwendungsmöglichkeiten von CBD erörtern.

Der erste Schritt ist, zu verstehen, wie man CBD finden kann. Die häufigste Art, wie man es finden kann, ist in der Form von CBD-Hanföl. Das kann noch weiter auf Edibles, Öle, Tinkturen und Topicals eingegrenzt werden. Jedoch können Sie auch hochkonzentriertes CBD-Öl bekommen. Sie können die meisten dieser Produkte in den USA und Europa finden. Sie erhalten sie bei etlichen Online-Händlern, Apotheken, Apothekern und Arzneiausgaben. Mancherorts wird eine ärztliche Verschreibung benötigt, bei anderen nicht. Es hängt von der Gerichtsbarkeit ab, in der Sie und der Verkäufer sind.

Das, was die meisten Menschen überrascht, ist, wenn sie herausfinden, dass die Nutzung von Produkten, die auf Cannabis basieren, individualisiert ist. Jede Person hat ihre eigene Dosis, die von etlichen Faktoren abhängt, basierend auf den jeweiligen Stoffwechsel und den Grund, warum sie überhaupt CBD einnimmt. Um aus Cannabis den größten Nutzen zu ziehen, sollten Sie sicherstellen, dass Sie sich für Cannabis-Produkte entscheiden, die sowohl CBD als auch THC enthalten, weil sich diese zwei Verbindungen gegenseitig fördern, was so die besten medizinischen und therapeutischen Wirkungen bietet. Der Hauptfaktor bei der Bestimmung des richtigen Verhältnisses und der Dosis von CBD-reicher Medizin ist Ihre Empfindlichkeit gegenüber THC. Es gibt viele Menschen, die das „High" durch THC im Cannabis genießen, und können angemessene Dosen von jedem Cannabis-Produkt konsumieren, ohne dass sie sich zu high oder unbehaglich fühlen. Aber es gibt auch die Möglichkeit, dass Sie die Wirkungen von THC als unangenehm empfinden könnten. Wie wir in früheren Kapiteln erläutert haben, kann CBD den berauschenden Wirkungen von THC entgegenwirken. Das richtige Gleichgewicht zwischen den

THC- und den CBD-Werten ist Ihr erster Schritt, eine wirksame Behandlung mit Cannabis-Produkten zu erhalten.

Deshalb müssen Sie für sich das richtige Gleichgewicht zwischen den CBD- und den THC-Werten finden. Das Gleichgewicht variiert von Person zu Person. Es ist möglich, eine Mischung zu nehmen, wo Sie keine negativen Nebenwirkungen vom THC haben, wenn Sie das richtige Gleichgewicht finden können. Jede Person ist anders; die Bedürfnisse einer jeden Person sind verschieden und jede Person reagiert auf unterschiedliche Verhältnisse anders. Das ist der Kern von allem.

Wenn Sie unter Krämpfen, Angststörungen, Depressionen oder pädiatrischen Anfallserkrankungen leiden, gibt es viele Patienten, die anfänglich finden, dass sie die beste Behandlung mit einer moderaten Dosis eines CBD-dominanten Produkts (einem CBD-/THC-Verhältnis von mehr als 10:1) erhalten. Aber die Behandlung Ihres Zustands oder Ihrer Erkrankung mit einem Produkt, das einen niedrigen THC-Wert hat, ist, obwohl es nicht berauscht, nicht immer die beste Behandlungsoption. Manchmal hat eine Kombination aus CBD und THC bei einem breiteren Spektrum von

Zuständen am ehesten eine größere medizinische Wirkung als CBD oder THC allein.

Bei Krebs, neurologischen Erkrankungen und vielen anderen Krankheiten, Zuständen und Störungen gibt es Patienten, die von einem ausgewogenen Verhältnis von CBD und THC profitieren können. Es gibt umfangreiche klinische Forschungsarbeiten, die gezeigt haben, wie ein CBD-/THC-Verhältnis von 1:1 bei neuropathischen Schmerzen sehr wirksam ist. Die Optimierung Ihrer medizinischen Verwendung von Cannabis sollte sorgfältig angegangen werden und kann ein Schritt-für-Schritt-Prozess sein, wo Sie versuchen, in Ihrer Medizin das bestmögliche Gleichgewicht des THC-/CBD-Verhältnisses zu erzielen, das zu dem von Ihnen behandelten Zustand passt. So haben Sie die Möglichkeit, mit kleinen Dosen eines nicht berauschenden CBD-reichen Cannabis-Produkts zu beginnen, die Ergebnisse zu beobachten und allmählich zu versuchen, die Menge an THC zu erhöhen. Einfach ausgedrückt, ist das Ziel, sich selbst gleichbleibende, messbare Dosen der CBD-Medizin zu verabreichen, die dann so viel THC enthält, dass sich eine Person damit noch wohlfühlt.

Dosierung

CBD-Öl-Marken stiften viel Verwirrung bei den Konsumenten, weil sie alle unterschiedliche Konsum- und Dosierstandards haben. Viele dieser Marken empfehlen als Dosierportion viel zu viel und andere empfehlen zu wenig. Ich persönlich würde empfehlen, mit 25 mg CBD zweimal täglich zu beginnen.

Es ist auch empfehlenswert, dass Sie versuchen, Ihre Dosis alle 3 – 4 Wochen bis zur Linderung der Symptome um 25 mg zu erhöhen. Wenn die Symptome bei diesen geringen Dosierungen nachlassen, dann müssen Sie sie nicht erhöhen. Sie müssen die Menge an CBD herabsetzen, wenn sich Ihre Symptome verschlechtern. Das wird Ihnen sagen, ob das CBD dafür verantwortlich ist. Konzentrationen von CBD-Ölen, -Extrakten und -Konzentraten können zwischen den Präparaten zur medizinischen Verwendung variieren und reichen von 1 mg pro Dosis bis zu Hunderten von Milligramm. Das macht es für Sie einfach, die Dosierungen, die Sie brauchen, zu bekommen und zwar in einer für Sie einfach anzuwendenden Form.

> Zur Steigerung des Appetits bei Krebspatienten: 2,5 Milligramm THC oral mit oder ohne 1 mg CBD für sechs Wochen

> Zur Behandlung chronischer Schmerzen: 2,5 - 20 mg CBD oral für durchschnittlich 25 Tage

> Zur Behandlung von Epilepsie: 200 - 300 mg CBD täglich für bis zu 4,5 Monate oral einnehmen

> Zur Behandlung von Bewegungsproblemen im Zusammenhang mit Huntington: 10 mg CBD pro Kilogramm Körpergewicht oral täglich für sechs Wochen

> Zur Behandlung von Schlafstörungen: 40 - 160 mg CBD oral.

> Zur Behandlung von Symptomen der Multiplen Sklerose: Cannabis-Pflanzenextrakt, das 2,5 - 120 Milligramm einer THC- und CBD-Kombination enthält, oral täglich für 2 – 15 Wochen. Ein Mundspray könnte 2,7 Milligramm THC und 2,5 Milligramm CBD enthalten zu Dosen von 2,5 – 120 Mil-

ligramm für bis zu acht Wochen. Patienten benutzen normalerweise acht Spraystöße innerhalb von drei Stunden mit höchstens 48 Spraystößen in einem Zeitraum von 24 Stunden.

➢ Zur Behandlung von Schizophrenie: 40 – 1.280 mg CBD oral täglich für bis zu vier Wochen.

➢ Zur Behandlung eines Glaukoms: eine einzelne CBD-Dosis von 20 – 40 mg unter der Zunge. Dosen, die größer als 40 mg sind, können sogar den Augendruck erhöhen.

Es gibt keine bekannte tödliche CBD-Dosis, aber ich möchte Sie dringend bitten, Produkthaftungsausschlüsse äußerst aufmerksam zu lesen, um sicherzustellen, dass Sie die richtige Menge CBD nehmen und besprechen Sie jegliche Fragen oder Bedenken mit Ihrem Arzt.

Wie wird CBD-Hanföl zur Herstellung von CBD-Produkten verwendet?

Farmen, die Cannabis für die Produktion von konzentrierten CBD-Produkten anbauen, unterziehen ihre Knospen der CBD-hohen / THC-niedrigen Strains einem spezialisierten lösungsmittelfreien Extraktionsprozess, um Hanföl zu gewinnen, das eine hohe Konzentration an Cannabidiol hat. Dieser reine Cannabis-Extrakt muss dann auf Sicherheit, Qualität und Cannabinoid-Gehalt getestet werden, bevor er zu CBD-Produkten weiterverarbeitet wird oder direkt als Konzentrat in die Läden kommt. Was CBD-Produkte in den USA anbelangt, wo Cannabis in 21 Staaten noch nicht legalisiert ist und die medizinische Verwendung in 29 Staaten erlaubt ist, kann der Import die einzige Option sein, abhängig davon, wo Sie wohnen. CBD ist legal, bei Eigenherstellung müssen Sie es aber gezwungenermaßen aus Industriehanf extrahieren, was abhängig davon, wen Sie bei der DEA fragen, nicht legal ist. Das macht CBD gewöhnlicherweise bei den Staaten, wo der Import für Sie die einzige Option ist, sehr teuer, gehen Sie also sicher, dass Sie die Legalisierung unterstützen, wenn Sie meinen, dass sich das ändern muss.

* * *

Ihr eigenes CBD-Öl herstellen

Dies ist ein wichtiger Hinweis für alle, die diese Methode in Betracht ziehen, um ihr eigenes CBD zu extrahieren. Da Sie mit Alkohol als Lösungsmittel arbeiten, ist es äußerst wichtig, dass Sie sich Ihrer Umgebung bewusst sind. Vorsicht bei offenem Feuer, Öfen, Rauchen und anderen Stellen, die Feuer fangen könnten!

Bevor Sie beginnen: Die CBD-Eindämmung messen

Die sicherste Art abzumessen, wie viel Milligramm CBD Ihr Extrakt enthält, ist, es im Labor prüfen zu lassen. Da dies nicht für jeden eine mögliche Option darstellt, zeigen wir Ihnen, wie Sie die Konzentration mit einem Trick selbst messen können.

Diese Messmethode ist nicht die akkurateste, aber sie wird Ihnen helfen, die Reinheit und Dosierung beginnend mit dem Pflanzenmaterial festzulegen.

Ich würde Ihnen empfehlen, nur Knospen von medizinischem Cannabis zu verwenden, wenn es nicht für Genusszwecke gedacht ist, und diese von zertifizierten Arzneiausgaben oder Farmen zu kaufen.

Jetzt vorausgesetzt, dass Sie die Wahl zwischen mehreren unterschiedlichen Strains mit den geprüften THC-/CBD-Werten haben, möchten Sie die Strains auswählen, die für die CBD-Ölextraktion hohe Werte an CBD und niedrige an THC enthalten. Für diejenigen, die noch keine Erfahrung damit haben: Lassen Sie mich erklären, dass sich THC-Werte unabhängig voneinander von den CBD-Werten unterscheiden: 1 – 5 % THC gilt als ein sehr niedriger THC-Wert, während 1 – 5 % CBD für einen Strain ziemlich hoch ist, deshalb sollten Sie bei THC als obere Werte von 20 – 30 % pro Gramm ausgehen, während die Strains mit einem hohen CBD-Wert bei ungefähr 15 – 20 % CBD liegen. Diese Mengen der Verbindungen im Cannabis sind ein zentraler Punkt bei der Züchtung neuer Strains von medizinischem Marihuana, um Knospen mit höheren THC-/CBD-Werten anzubauen.

Was Sie als gutes CBD-Ölextrakt betrachten, ist auch ein guter CBD-Strain, der mit hohen CBD-Werten getestet wurde, die von 5 – 20 % reichen, während THC bei 5 % und vorzugsweise noch niedriger bleibt. Wenn Sie Marihuana selbst anbauen und Sie die Samen von einem professionellen Cannabis-Samen- Lieferanten bezogen haben, sollten die THC-/CBD-Werte mit den Angaben des Strains übereinstimmen. Diese Lieferanten bieten eine große Vielfalt an Strains mit hohen CBD- / niedrigen THC-Werten an.

Sie haben die Wahl, die Samen auszusuchen, die zu Ihren Anforderungen für medizinisches Marihuana passen. Wenn Sie ein anderes Verhältnis der Verbindungen bevorzugen (zum Beispiel ein Öl mit einem hohen THC- und einem sehr niedrigen CBD-Wert für den täglichen Gebrauch mit den belebenden oder entspannenden Wirkungen von THC), dann gelten dieselben Messregeln.

Es lässt sich so zusammenfassen: 1 % eines einzigen Gramms sind 10 Milligramm. Wenn Sie also einen Strain haben, der 15 % THC und 2 % CBD enthält, haben wir 150 Milligramm THC und 20 Milligramm CBD. So werden die Knospen, die Sie verwenden, gemessen. Wenn Sie laborgeprüft sind, werden die THC-/CBD-Werte bereitgestellt. Wenn dies nicht der Fall ist und Sie haben es nicht selbst angebaut oder es gibt keine Möglichkeit, sie prüfen zu lassen, dann können Sie gar nichts darüber sagen.

Sie können die THC- und CBD-Werte beim Gebrauch des Cannabis anhand der Wirkung vermuten. Es ist eine allgemeine Tatsache, dass Strains, die sehr hohes THC und sehr niedriges oder fast kein CBD und CBN enthalten, dazu neigen, eine belebende, energetische, positive und möglicherweise ängstliche Wirkung zu erzeugen. Während Sie bei unbekannten Strains oder illegal erworbenem Cannabis mit höheren CBD- und CBN-Werten (mit einem sehr, sehr seltenen Höchstwert von 2 % CBD pro Gramm) gewöhnlicherweise bekifft sind. Diese Strains wirken entspannend, beruhigend oder führen zum „Couch-Lock-Effekt" und wirken Stress und Angstzuständen hervorragend entgegen.

Es ist fast komplett unmöglich, jemals illegal auf der Straße an ein reines CBD-Strain als Genussdroge zu kommen, da die Wirkungen grundsätzlich medizinisch sind und Sie nicht „high" machen werden. Diese Strains mit 5 – 15 % CBD / 5 % THC und weniger werden Ihnen kein High-Gefühl geben oder Sie bekifft machen, da CBD keine psychoaktive Wirkung inhibiert und es der psychoaktiven Wirkung durch die geringe Menge an THC komplett entgegenwirkt. Die beste Möglichkeit, an diese Strains zu kommen, ist bei

Ihrer lokalen Arzneiausgabe oder sie selbst anzubauen.

Ich persönlich kann Ihnen nicht empfehlen,
Marihuana überhaupt illegal zu erwerben, weil
es für gewöhnlich nicht geprüft wurde. Dieses
Cannabis birgt die Risiken, Pestizide oder Pulver,
wie Calcium, Milchpulver und andere Materi-
alien, die das Gewicht verbessern, zu enthalten.
Es besteht die Möglichkeit, dass glasähnliche,
glänzende Chemikalien wie Haarspray oder einfach Glaspulver verwendet wurden, damit sie wie
dicht mit THC bedeckten Knospen erscheinen.

Es besteht das Risiko, dass Ihr illegal erworben-
es und ungeprüftes Cannabis zur Verbesserung
der Wirkungen mit PCP oder anderen chemischen
Drogen verunreinigt und dadurch potentiell sehr
gefährlich sein könnte! Das hat überhaupt nichts
mit der Pflanze an sich zu tun, aber das ist eine der
Schattenseiten des Drogengeschäfts und ein sehr
wichtiger Grund für die Legalisierung! Denken
Sie immer daran, dass dieser Teil des Geschäfts
immer noch illegal ist und sich dabei gewöhnlicherweise nicht um den Konsumenten geschert
wird, da damit Geld gemacht werden kann.

Inhaltsmessung des Cannabis-Öls

Hier wird es ein bisschen schwieriger, selbst eine exakte Messung zu erhalten. Wenn eine Möglichkeit besteht, Ihr Öl im Labor prüfen zu lassen, möchte ich Sie dringend bitten, das zu tun, da die folgende Methode nicht immer sehr präzise ist. Je größer die Menge des Öls und des verwendeten Cannabis, desto einfacher ist es, den THC- und CBD-Wert zu messen, vorausgesetzt, dass Sie die richtigen Informationen haben. Sie müssen nämlich dieselbe Formel für die Berechnung des CBD verwenden und die Mengen können leichter gewogen werden, wenn sie größer sind.

Wenn Sie beispielsweise ein Pfund oder 453 Gramm von laborgeprüften Cannabisknospen mit 9,5 % THC und 15,9 % CBD nehmen, würden Sie eigentlich 43,035 Gramm THC (95 mg THC in einem Gramm, also 95 x 453 : 1.000 = 43,035 Gramm THC in einem Pfund Knospen) erhalten. Dasselbe Prinzip gilt bei der Berechnung der CBD-Menge, bei der Sie die 159 mg CBD in einem Gramm nehmen und das mit der Menge an Cannabis multiplizieren. Also wenn Sie 453 Gramm nehmen und das Ergebnis durch 1.000 teilen, dann sollten Sie 72,027 Gramm CBD in einem Pfund Knospen erhalten, das zu 9,5 % THC und 15,9 % CBD geprüft wurde. Jetzt, wo wir das wissen, erhalten Sie daraus ein potentielles 100 % reines Öl, das 114,052 Gramm beträgt.

Das wäre eine perfekt durchgeführte Extraktion und könnte ohne die angemessene Erfahrung und dem Wissen nicht erreicht werden.

Da wir ein Seihtuch verwenden werden, um das Pflanzenmaterial und die unbearbeitete Knospe für die Herstellung des Öls abzuseihen, werden in Ihrem Öl Pflanzenrückstände sein, die die Konzentration senken werden, aber ich habe einige durch diese Methode hergestellte sehr gute selbstgemachte Cannabisöle gesehen, geprüft und auch benutzt, die zu einem Reinheitsgrad von 70 – 95 % laborgeprüft wurden.

Sie wissen jetzt, worauf Sie achten müssen, wenn Sie Ihr eigenes Cannabis-Öl herstellen und die Mengen an THC und CBD in Ihren Cannabis-Ölen messen möchten. Aber Sie möchten, dass es genau ist. Sie haben zum Beispiel Ihr Produkt geprüft und erhalten in 100 Gramm 85 % reines Cannabis-Öl mit 50 % CBD und 35 % THC.

Das bedeutet, dass Sie in Ihrem Öl ungefähr 15 Gramm Pflanzenrückstände haben, aber das Öl an sich ist sehr potent und von einer sehr hohen

Qualität. Wenn Sie etwas von Mathematik verstehen und das metrische System anwenden können, dann ist das sehr einfach zu berechnen, vorausgesetzt, dass Sie die richtigen Informationen bezüglich des von Ihnen verwendeten Cannabis zur Verfügung haben.

In einem meiner Bücher tauche ich tiefer in die Welt der Cannabisextrakte und -konzentrate ein, da das eine meiner Leidenschaften und mein Spezialgebiet ist.

Wie stellt man CBD-Öl her?

Dies ist eine einfache Methode zur Öl-Extraktion mit Getreidealkohol.

Dieser Prozess wird Ihnen ungefähr 2 bis 4 Gramm eines extrem potenten, medizinischen CBD- oder THC-Öls liefern, das für den Verzehr geeignet ist. Nach ein paar Übungsläufen sollte der gesamte Prozess für eine kleine essbare Ölproduktion ungefähr eine Stunde dauern, einschließlich einer Kochzeit von ungefähr dreißig Minuten. Getreidealkohol ist das Lösungsmittel, bei dem es am unwahrscheinlichsten ist, dass es zu Verunreinigungen oder Rückständen im Endprodukt kommt.

Benötigtes Zubehör:

> Eine Unze (ca. 30 Gramm) getrocknete, zermahlene Knospen oder zwei bis drei Unze (ca. 60 – 100 Gramm) zermahlene, getrocknete Blattreste/Graskrümel

> Eine Gallone (ca. 4,5 Liter) Lösungsmittel (Getreidealkohol oder einen anderen

hochprozentigen Alkohol; verwenden Sie niemals Reinigungsalkohol)

➢ Eine mittelgroße Rührschüssel (am besten aus Glas oder Keramik)

➢ Sieb (ein Seihtuch, ein Küchensieb aus Edelstahl oder Musselinbeutel, Siebbeutel zum Einweichen oder sogar saubere Nylonstrümpfe)

➢ Auffangbehälter

➢ Doppeltopf oder Bain-Marie

➢ Küchenutensilien (großer Holzlöffel, Pfannenwender aus Silikon, eine Plastikspritze zur Dosierung und Verteilung von Öl, Trichter)

Verfahren

1. Organisieren Sie sich – Bereiten Sie den Raum vor, stellen Sie Ihre notwendige Ausrüstung zusammen, finden Sie einen ebenen Arbeitsplatz und stellen Sie sicher, dass er sauber und eingerichtet ist, bevor Sie anfangen.

2. Geben Sie das gemahlene Cannabis-Material in die Rührschüssel und stellen Sie

sicher, dass Sie noch etwas Platz für das Lösungsmittel lassen. Holen Sie sich, falls nötig, eine größere Schüssel, bevor Sie fortfahren.

3. Überdecken Sie das Pflanzenmaterial vollständig mit dem Alkohol und gießen Sie zusätzlich 2 – 3 cm des Lösungsmittels über das Niveau des Pflanzenmaterials dazu.

4. Rühren Sie das Cannabis-Material im Lösungsmittel für ungefähr drei Minuten um. So können sich die Harzdrüsen im Lösungsmittel lösen. Stellen Sie sicher, dass sich das Pflanzenmaterial vollgesogen hat und dadurch seinen Harzgehalt absondern konnte.

5. Legen Sie den Siebbeutel oder den Sieb in den Auffangbehälter. Gießen Sie die dunkelgrüne Flüssigkeit von der Rührschüssel in den Beutel oder Sieb; die Flüssigkeit muss vollständig gefiltert und in den Behälter gegossen werden. Massieren Sie den Beutel leicht, um so viel Flüssigkeit wie möglich auszupressen.

Beachten Sie bitte: An diesem Punkt haben Sie die

Möglichkeit, die vorherigen vier Schritte zu wieder-holen, um so viel Harz wie möglich im Lösungsmittel zu extrahieren. Dieser zweite Vorgang müsste den größten Teil des verbleibenden Harzes entfernen.

6. Gießen Sie die gefilterte Flüssigkeit in den Doppeltopf oder in die Kochtöpfe (Bain-Marie; wenn man einen kleineren Topf in einen größeren legt, wodurch Wasser in den unteren Topf gegeben wird, damit der obere nicht überhitzt oder zu schnell kocht). Befüllen Sie den Boden des Doppeltopfes bzw. den unteren Topf mit einer angemessenen Menge Wasser. Wenn Ihre Alkohol-Harz-Lösung nicht vollständig in den Doppeltopf oder Kochtopf passt, dann können Sie den Topf nachfüllen, während das CBD-Öl einkocht, und so schließlich die gesamte Flüssigkeit weiterverarbeiten.

7. Erhitzen Sie den Doppeltopf stark, bis die Flüssigkeit Blasen bildet – das ist tatsächlich der Alkohol, der verdampft. Sobald dies geschieht, schalten Sie die Kochplatte aus – die verbleibende Hitze im Wasserbad erhitzt die Mischung weiterhin, wodurch der Alkohol verdampfen kann.

8. Wenn die Mischung aufhört Blasen zu bilden, könnte es erforderlich sein, die Hitze noch ein- oder zweimal aufzudrehen. Der Verdampfungsvorgang dauert in der Regel zwischen 15 und 25 Minuten, bis er abgeschlossen ist.

Beachten Sie bitte: Die Mischung sollte während des Verdampfungsvorgangs weiterhin Blasen bilden. Mit abnehmendem Alkoholgehalt nimmt auch die Anzahl der Blasen ab. Es hilft, wenn Sie die Lösung gelegentlich mit dem Pfannenwender aus Silikon umrühren, und bei dieser Gelegenheit auch die Seiten des Topfes abkratzen.

9. Lassen Sie die Mischung nicht zu heiß werden, da das die Cannabinoide schädigen und die Potenz und den Geschmack beeinträchtigen kann. Wenn die Mischung noch flüssig ist, aber aufgehört hat, Blasen zu bilden, dann stellen Sie die Hitze wieder auf ‚niedrige' Stufe, um die Mischung abermals zum Kochen zu bringen. Stellen Sie dann die Hitze aus. Rühren Sie weiter um, damit noch mehr Alkohol verdampfen kann.

10. Das Öl ist fertig, wenn es eine dicke,

teerähnliche Konsistenz erreicht hat und keine Blasen mehr bildet. Da es während der Abkühlung weiter andickt, ist es wichtig das Öl jetzt in Aufbewahrungs- oder Dosierbehälter zu geben.

11. Ziehen Sie das CBD-Öl langsam in die Plastikspritze. Wenn Sie den Boden des Topfes erreichen, wird es schwieriger, was normal ist. Geben Sie Restmengen in kleine, luftdichte Behälter. Abgesehen davon, kleine Dosen aus der Spritze zu drücken, lassen sich die Dosen auch mit einem Zahnstocher portionieren.

Bitte beachten Sie: Falls Sie eine topische Anwendung bevorzugen, können Sie das CBD-Öl auch einfach mit Oliven- oder Kokosöl vermischen, solange es noch warm ist. Dies verringert auch die Potenz und streckt die Dosen für klamme oder weniger erfahrene Nutzer.

Rezepte für topisches und essbares CBD

Den Möglichkeiten mit CBD-Öl sind fast keine Grenzen gesetzt, aber wir möchten Ihnen gerne zwei gängige Rezepte für Ihr Cannabidiol-Extrakt zur Verfügung stellen und Ihnen zeigen wie CBD-Öl in einem klassischen selbstgemachten und topischen CBD-Edible verwendet wird.

Topisches CBD-Öl: (Hand-) Salbe

Fans schwören auf die Anwendung von CBD-Balsam, um alle möglichen Leiden zu behandeln. einschließlich solcher wie rheumatische Arthritis, Lupus, Dermatitis und Psoriasis. Wenn die (Hand-) Salbe richtig zubereitet wurde, kann ein topischer Cannabis-Balsam schmerzlindernde, entspannende, entzündungshemmende, abschwellende und regenerative Vorteile haben und solche Salben gibt es schon seit Tausenden von Jahren im Medikamentenvorrat der Menschen.

Zutaten:

- ✦ ½ Unze (ca. 14 g) Cannabis mit hohen CBD-Werten
- ✦ ½ Tasse Sheabutter, Kokosnussöl oder Bienenwachs (eine Kombination aus den drei wirkt am besten und ist sehr empfehlenswert)

Anleitung:

1. Geben Sie die Öle in eine Rührschüssel aus Glas oder Keramik. Wenn Sie eine Kombination benutzen, verwenden Sie dafür einen Holzlöffel und vermischen Sie sie gut.

2. Stellen Sie einen großen Topf auf den Herd und füllen Sie ihn bis zur Hälfte (oder weniger) mit Wasser.

3. Wenn das Wasser heiß ist (aber nicht kocht), geben Sie die Rührschüssel in den Topf. Stellen Sie sicher, dass kein Wasser in die Schüssel dringt.

4. Wenn sich die Öle verflüssigt haben und gut vermischt sind, geben Sie das Cannabis hinzu.

5. Lassen Sie es weiter leicht köcheln und

rühren Sie es alle paar Minuten für ungefähr 45 Minuten um. Je länger es köchelt, desto potenter wird die Salbe letztendlich.

6. Seihen Sie die Salbe durch ein Seihtuch in einen anderen Glasbehälter ab. Pressen Sie das Tuch aus, um jeden Tropfen vom Cannabis zu erhalten.

7. Lassen Sie die Salbenmischung vor der Anwendung abkühlen.

8. Sobald sie abgekühlt ist, können Sie einen Löffel oder Teigschaber benutzen, um Ihre Salbe in einen anderen Behälter umzufüllen, wenn Sie das möchten.

9. Wenn Sie sie an einem kühlen, dunklen Ort aufbewahren, hält Ihre Salbe ungefähr 2 Monate.

Bitte beachten Sie: Wenn Sie Ihrem Öl ein wenig Bienenwachs hinzufügen, wird Ihre (Hand-) Salbe fester und beständiger. Wenn Sie lediglich Bienenwachs benutzen, erhalten Sie eine sehr harte Substanz, die als Lippenbalsam verwendet werden kann. Wenn Sie das aber nicht möchten, dann stellen Sie sicher, dass Sie zum Mischen wenigstens noch eine weitere Ölart hinzufügen.

*Sie können auch Mandelöl oder Traubenkernöl für eine geschmeidige, nicht fettende Salbenart hinzufügen. *

Wenn Sie gerne eine süßlich duftende Salbe haben möchten, können Sie ungefähr ein Dutzend Tropfen eines ätherischen Öls Ihrer Wahl hinzufügen. Vermischen Sie sie mit den anderen Ölen, für die Sie sich entschieden haben.

CBD-Öl-infundierte Edibles

Wenn Sie gerne kochen und in der Küche kreativ sind, dann ist das vielleicht Ihr Ding. Bei dieser Methode, CBD-Öl aus Cannabis-Pflanzenmaterial zu extrahieren, können Sie dieses Öl entweder in Butter oder Kokos- oder Olivenöl infundieren. CBD-infundiertes Kokos- und Olivenöl oder Butter ist die wesentliche Zutat, um Ihr CBD-infundiertes Edible herzustellen. Als einfacher Trick, die Möglichkeiten von CBD-infundierten Edibles kennenzulernen, können Sie bei jedem Rezept, bei dem Sie Butter oder Öl zum Backen oder Kochen brauchen, stattdessen Ihr CBD-infundiertes Öl oder Butter verwenden, um dieses Rezept zuzubereiten und sich selbst ein paar originale selbstgemachte Edibles herzustellen.

Zutaten:

+ 2 ½ Tassen Mehl, plus etwas mehr zum Ausrollen
+ 1 Tasse Zucker
+ 1 Tasse CBD-infundierte Butter oder Kokosöl
+ 1 Ei

+ 1 Teelöffel Backpulver
+ 1 Teelöffel Vanille
+ 1 Teelöffel Salz

Optional: Puderzucker und Milch für die Zuckerglasur

*Für weniger potente Cookies tauschen Sie, wie gewünscht, eine bestimmte Menge der CBD-infundierten Butter mit normaler Butter aus. *

Anleitung

1. Schlagen Sie in einer großen Schüssel Ihre CBD-infundierte Butter oder Kokosöl, den Zucker, die Eier und die Vanille mit einem Mixer bei mittlerer Geschwindigkeit, bis sie gut vermengt sind.

2. Vermischen Sie die trockenen Zutaten in einer separaten Schüssel.

3. Geben Sie vorsichtig die trockenen Zutaten zu Ihrer CBD-infundierten Buttermischung und verrühren Sie alle Zutaten, bis sie miteinander vermengt sind.

4. Decken Sie den Teig ab und kühlen Sie die Mischung für mindestens eine Stunde oder länger.

5. Nehmen Sie den Teig aus dem Kühlschrank und heizen Sie den Ofen auf 180°C / 375°F vor.

6. Bestreuen Sie eine Fläche großzügig mit Mehl und rollen Sie den Teig darauf aus, dass er ungefähr 8 mm dick ist. Stechen Sie die Cookies mit Hilfe einer umgedrehten Tasse aus, damit Sie perfekte Kreise erhalten und geben Sie sie auf ungefettete Backbleche.

7. Backen Sie sie nun für 10 – 12 Minuten, bis sie eine leicht goldene Farbe haben.

8. Nehmen Sie sie aus dem Ofen, geben Sie sie auf ein Abkühlgitter und lassen Sie sie vollständig abkühlen, bevor Sie sie glasieren.

*Für die Glasur: Vermischen Sie Puderzucker mit Milch und verrühren Sie es, bis die gewünschte Konsistenz erreicht ist und fügen Sie, falls gewünscht Lebensmittelfarbe hinzu. *

Portion: Ungefähr 18 Cookies.

Danksagung

Wenn Sie dieses Buch genossen haben, möchte ich Sie schließlich um einen kleinen Gefallen bitten. Wären Sie so freundlich und würden Sie für dieses Buch auf Amazon eine ehrliche Bewertung hinterlassen? Sowohl zukünftige Leser als auch ich würden das sehr zu schätzen wissen!

Sie finden das Buch auf Amazon.

Haben Sie Grammatikfehler, verwirrende Erklärungen oder unvollständige Informationen entdeckt? Zögern Sie nicht, uns eine E-Mail zu senden! Sie erreichen uns unter info@happy-healthygreen.info. Wir versprechen Ihnen, dass wir uns bei Ihnen sobald wie möglich melden. Wenn dieses Buch eine Überarbeitung benötigt, dann senden wir Ihnen das aktualisierte eBook kostenlos zu, sobald das überarbeitete Buch verfügbar ist.

Liste unterstützender wissenschaftlicher Arbeiten

Dies ist eine Liste aller Titel der Forschungsarbeiten, die für dieses Buch verwendet wurden. Vielleicht möchten Sie sie nachlesen, indem Sie bei Google nach dem vollständigen Titel der Forschungsarbeit suchen, da die meisten von ihnen öffentlich verfügbar sind.

-Borgelt et al. The pharmacologic and clinical effects of medical cannabis.

Pharmacotherapy 2013.

-Usar- Poli et al. Distinct Effects of Δ9-Tetrahydrocannabinol and Cannabidiol on Neural Activation During Emotional Processing.

Arch Gen Psychiatry 2009.

-Jones et al. Cannabidiol exerts anti-convulsant effects in animal models of temporal lobe and partial seizures.

Seizure. 2012.

-Consroe P and Wolkin A. Cannabidiol-- antie-
pileptic drug comparisons and interactions in
experimentally induced seizures in rats.

J Pharmacol Exp Ther. 1977 - Apr;2011

-Gloss and Vickrey B. Cannabinoids for epilep-
sy.

Cochrane Database 2014.

-Iuvone et al.Neuroprotective effect of cannabidiol, a non-psychoactive component from
Cannabis sativa, on beta-amyloid- induced
toxicity in PC12 cells.

J Neurochem. 2004

-Hampson et al. Cannabidiol and (-)Delta9-
tetrahydrocannabinol are neuroprotective
antioxidants.

Proc Natl AcadSci U S A 1998.

-Russo EB. Cannabinoids in the management of
difficult to treat pain.

Therapeutics and Clinical Risk Management
2008.

-Iskedjian et al. Meta-analysis of cannabis based treatments for neuropathic and multiple sclerosis-related pain.

Curr Med Res Opin. 23(1):17-24.(2007).

-Portenoy et al. Nabiximols for opioid-treated cancer patients with poorly-controlled chronic pain: a randomized, placebo-controlled, graded-dose trial.

J Pain. 2012 May;13.

-McAllister et al. The Antitumor Activity of Plant-Derived Non-Psychoactive Cannabinoids.

J Neuroimmune Pharmacol. 2015.

-Wilkinson et al. Impact of Cannabis Use on the Development of Psychotic Disorders.

Curr Addict Rep. 2014.

-Iseger and Bossong. A systematic review of the antipsychotic properties of cannabidiol in humans 2015.

-guineawurms et al. Antietatist effect of cannabidiol in the Eleate plus-male.

Psychopharmakologisch 1990.

-biegemaschine et al. Cannabidiol Redoutes the anmiete induced Baby Simulator publik Sperling in entrahmen-naive sozial Phobie pa-tients.

Psychopharmakologisch 2011.